Il Cancro -*vademecum*-

Titolo dell'opera: IL CANCRO - *vademecum*-.

(Guida Pratica alla Prevenzione e alla Cura del Tumore Maligno).

Autore: Stefano Ligorio.

Finito di stampare nel mese di ottobre 2020.

Prima edizione.

COPYRIGHT 2020 su libro.

*

1

Dedicato a mia madre, la quale portava il nome di Maria Fragnelli, nata l'8 agosto 1947 e deceduta alle ore 02:45 del 2 settembre 2020, dopo essere stata affetta, per oltre tre anni, da un cancro.

Una donna semplice, genuina, molto altruista e fortemente attaccata alla vita e alla famiglia.

Una tenera e quasi invisibile goccia in un oceano di morti per cancro.

Soffrì, smisuratamente, falciata dalla devastazione di un cancro potenziato dall'aberrante inefficienza del sistema unita alle pluri negligenze di alcuni medici che, nel suo percorso, ebbe la sfortuna di incontrare.

'Tenera la vita di colei che visse con cotanta sofferenza, e ancor più tenera la sua morte che di cotanto la privò'.

*

IL CANCRO -*vademecum*-

Guida Pratica

alla Prevenzione e alla Cura

del Tumore Maligno.

Prefazione

Un libro che si prefigge, con umiltà e col 'vissuto' di chi scrive, l'arduo compito di far conoscere, più massivamente e più profondamente, la malattia del cancro e le opportune cautele da adottarsi sia nella sua prevenzione sia nella sua cura.

Lo scopo, avendo adottato, negli esposti concetti, una terminologia alla portata di tutti, è di informare il lettore su cosa sia il cancro e, di conseguenza, su come meglio affrontarlo.

Questo libro è, evidentemente, rivolto alle persone comuni (in primis ai malati oncologici e ai propri cari), ma per alcune questioni, in esso, sollevate, narrate e argomentate, si crede possa essere di utile riflessione anche a chi, nella diagnosi e nella cura di questa malattia, riveste il nobile ruolo di medico competente.

*

Introduzione

Prima Parte:

Si è scelto di argomentare, con la conoscenza delle più avanzate e attendibili cognizioni scientifiche in materia oncologica, della genesi del cancro in generale.

Seconda Parte:

Successivamente si è trovato doveroso, nonché molto utile, argomentare, nel dettaglio, su quali comportamenti e azioni porre in essere per prevenirlo, curarlo e finanche su come approcciarsi nell'eventuale fase terminale.

*

IL CANCRO -*vademecum*-
Prima Parte
La genesi del cancro

Il cancro è ormai diventato, negli ultimi decenni, causa di miriadi di vittime in tutto il mondo, e verso cui si ha, a buon ragione, un particolare terrore.

Spesso, ricevere una diagnosi di un cancro particolarmente aggressivo, localizzato in un particolare sito e/o a uno stadio già avanzato, significa, da subito, avere una sentenza di morte irrevocabile.

Esso è uno spietato assassino, agile e veloce nella sua corsa, e che non conosce riposo alcuno; **'temporeggiare' dinnanzi al cancro significa dare altro pericoloso vantaggio a un nemico già molto forte e sanguinario**.

E' una malattia molto complessa e variegata; ampiamente studiata da ricercatori e clinici di tutto il mondo, e che, purtroppo, allo stato dei fatti, risulta essere, nei suoi meccanismi più profondi, ancora poco compresa (e non senza giustificati motivi).

Tutti i tumori originano da alterazioni genetiche (mutazioni) di alcune cellule, le quali, una volta alterate nel loro DNA, si moltiplicano e si diffondono sfuggendo ai naturali e interni meccanismi di controllo che mantengono l'equilibrio nei diversi organi del corpo.

Il tumore, in generale, può, praticamente, originare in qualunque organo del corpo, e ve ne sono di benigni e di maligni a seconda della loro capacità, o meno, di invadere le strutture circostanti e gli organi a distanza.

Alcuni di essi sono esclusivi, o maggiormente presenti, solo nel sesso maschile o solo nel sesso femminile, e anche nella risposta alle terapie si rilevano, non di rado, delle differenze tra i due sessi.

Tuttavia, nonostante i numerosi successi ottenuti negli ultimi decenni con la prevenzione, la diagnostica strumentale e le terapie, i tumori maligni (o neoplasie) continuano a essere tra le prime cause di morte e di perdita della qualità della vita (anche a fronte dell'allungamento della vita media, in quanto, frequentemente, l'incidenza del cancro aumenta proprio nell'età avanzata).

Per alcune neoplasie la mortalità si è ridotta; per altre vi è ancora la smisurata necessità di studiare nuove più efficaci e specifiche terapie.

La terapia del cancro si basa principalmente sulla

chirurgia (specie nelle forme localizzate, ad esclusione dei tumori maligni non solidi, ad es. le leucemie), la radioterapia e i farmaci (in primis chemioterapia).

Ma come hanno origine i tumori maligni?

Negli ultimi anni la ricerca si è fatta sempre più meticolosa e attenta, grazie anche all'ingegno di coraggiosi studiosi in tutto il mondo, ed è ormai abbastanza unanime, nella comunità scientifica internazionale, che **essi originano da cellule staminali (divenute tumorali)**.

Queste ultime sono cellule di riserva che abbiamo nei nostri tessuti e che, in circostanze fisiologiche, si attivano, unicamente, per il naturale ricambio dei tessuti o per ripristinare un danno.

Le cellule staminali sono capaci di rigenerarsi, hanno caratteristiche di 'immortalità' e sono 'multi potenti', oltre ad avere molta resistenza agli agenti chimici e fisici, caratteristiche queste che, ovviamente, sono possedute anche dalle cellule staminali tumorali.

Sono cellule che hanno proprietà atipiche in virtù del loro patrimonio genetico esclusivo.

E' ormai, sufficientemente, chiaro come la malignità dei tumori sia, in sostanza, dovuta proprio alla presenza di queste cellule staminali mutate, le quali, in forza di ciò, non sono più in grado di differenziarsi e normalizzarsi in modo fisiologico/naturale come le cellule staminali normali.

Fisiologicamente, nell'organismo, esistono precisi e specifici fattori di differenziazione che bloccano il ciclo cellulare nelle cellule alterate, attuando processi riparativi e di normalizzazione dei danni che sono responsabili della malignità, oppure, in presenza di mutazioni maligne troppo gravi, si attivano altri processi che spingono le cellule a morire spontaneamente (apoptosi).

Le cellule staminali tumorali, pur essendo poche all'interno dei tumori, **sono quelle responsabili della genesi e della crescita della malattia, nonché della sua diffusione nell'organismo** (metastatizzazione).

Per sconfiggere il cancro si deve, dunque, precisamente comprendere come **colpire le cellule staminali tumorali e non solo le semplici cellule tumorali 'figlie'**.

La radioterapia e la chemioterapia agiscono contro tutte le cellule in fase replicativa, specie contro quelle che hanno un veloce processo di duplicazione (com'è, appunto, per le cellule maligne), ma le cellule staminali tumorali sono molto più resistenti di altre cellule a questi trattamenti, tanto più se sono in 'quiescenza' (ovvero in fase di non replicazione), per cui, dunque, quelle di esse che non sono state sradicate dalla massa tumorale possono, certamente, in una loro successiva fase di nuova duplicazione, portare all'insorgenza di una recidiva, in quanto sradicare solo le cellule maligne 'figlie', senza aver eliminato ogni traccia delle cellule staminali tumorali 'madri', è come pretendere di eliminare l'erbaccia senza sradicarla però dalle radici.

Il cancro, nelle fasi iniziali, deve affrontare numerose difficoltà per potersi insediare nell'ambiente (cosa per nulla agevole per esso), e può svilupparsi soltanto in particolari e determinate condizioni.

Innanzitutto, il DNA della cellula dev'essere danneggiato in una misura tale da far saltare tutti i meccanismi che regolano e controllano la proliferazione cellulare, e tali danni devono rilevarsi e integrarsi a tal punto da essere trasmessi alle cellule figlie, e questo avviene, unicamente, se i sistemi di riparazione del DNA funzionano in modo inefficiente.

Dev'essere, inoltre, bloccato il meccanismo

dell'apoptosi e che induce le cellule che si comportano in modo anomalo alla morte.

Solo la coesistenza di tutti questi fattori può innescare il processo, ma ancora non ne determina la malattia, infatti, per poter espandersi, il tumore maligno ha bisogno anche di nutrirsi dal circolo sanguigno, e per far ciò le sue cellule neoplastiche 'imparano' a secernere sostanze promuoventi l'angiogenesi (ovvero la formazione di nuovi vasi sanguigni che fungono da veicolo di sostanze nutritive e di ossigeno in arrivo dal naturale circolo sanguigno del corpo ospitante), ma nemmeno tutto questo sarà ancora sufficiente per affermarsi nel nuovo ambiente ospitante.

Queste ulteriori difficoltà portano il cancro ad adottare una serie di strategie interne per evolversi e adattarsi.

La prima consisterà nella produzione di sostanze inducenti un'infiammazione locale, condizione, questa, che richiamando in loco più nutrienti e ossigeno, per via di un conseguente aumentato afflusso di sangue, aumenta la probabilità della sua sopravvivenza.

Un'ulteriore strategia che attuerà sarà quella di generare cellule con caratteristiche sempre diverse nel proprio DNA, anche se sempre facenti parte dello stesso tumore.

Questa variegata capacità di evoluzione e di adattamento, nella massa tumorale, delle cellule neoplastiche, aumenta la probabilità di sviluppare elementi cellulari capaci di colonizzare proficuamente l'ambiente e di sopravvivere, adattandosi, in condizioni anche completamente avverse, ma devono sfuggire al loro nemico per eccellenza, ovvero il sistema immunitario, il quale ha la capacità di riconoscere e identificare le cellule maligne come anomale ed estranee, innescando i meccanismi che possono annientarle (esattamente come succede con i germi).

Per eludere questo fisiologico sistema di 'pulizia', le cellule tumorali imparano a mimetizzarsi nell'ambiente, riuscendo, in sostanza, a risultare 'invisibili' al sistema immunitario.

Solo dopo che riesce a superare tutti questi passaggi, il tumore maligno, riesce a stabilizzarsi nel tessuto d'origine e diventa, appunto, malattia.

A questo punto, dalla sede primaria, nella sua smisurata voracità, come se non bastasse, cerca anche di colonizzare territori diversi, nel letterale tentativo di impossessarsi completamente del corpo in cui è 'nato'.

Per decollare dalla sede di origine (metastasi a distanza) alcune cellule staminali tumorali possono disunirsi degradando alcune proteine circostanti, assumendo successivamente nuova forma e riunendosi nuovamente tra di loro nel 'viaggio colonizzatore', difatti l'unione rende loro più invisibilità nei confronti del sistema immunitario, nondimeno, una volta arrivate nei vasi, aumenta anche la loro resistenza alle forze meccaniche che potrebbero ulteriormente danneggiarle.

All'interno del gruppo le cellule maligne hanno una certa eterogeneità, la quale fa sì che talune possano specializzarsi producendo nutrienti, mentre altre nel muoversi, aiutandosi, dunque, fra loro, nell'intento della colonizzazione.

Come predetto, **all'origine del cancro ci sono delle cellule staminali mutate nel loro DNA**.

Il grosso della massa neoplastica è costituito da cellule 'figlie', arrivate, ormai, alla fine del ciclo proliferativo.

Le poche cellule staminali presenti nel tumore maligno, invece, pur rimanendo a riposo sarebbero in grado di alimentare la crescita del tumore; esse possiedono un'elevata capacità di rigenerare il tumore medesimo e di adattarsi a modificazioni dell'ambiente circostante, come in presenza di farmaci antitumorali o di scarsità di risorse energetico-vitali, difatti, al contrario di quanto si pensasse in passato, non sono per nulla stabili e non hanno delle caratteristiche chiaramente definite, ma sono ultra dinamiche, in quanto sono capaci di cambiare, frequentemente, il loro assetto epigenetico, metabolico e fenotipico, in risposta a sollecitazioni del microambiente in cui sono insediate.

Questa loro elevata adattabilità a condizioni ambientali avverse fa sì che, di frequente, riescano a sopravvivere alle terapie antitumorali.

Una delle loro strategie di sopravvivenza consiste nell'entrare in una sorta di letargo, chiamato '**quiescenza**', nel cui stato sospendono la loro replicazione, abbassano le attività metaboliche e riescono a esprimere una serie di fattori direttamente responsabili della loro resistenza (acquisita) alle terapie antitumorali.

Le cellule staminali tumorali possono anche migrare, dalla sede primaria del tumore, per formare metastasi, riproducendolo, in toto, in altre parti o strutture del corpo.

Durante questo processo possono entrare nella predetta fase di quiescenza e rimanere silenti finanche per mesi, se non anni, prima di replicarsi nuovamente formando il tumore metastatico.

Oggi i vari tipi di farmaci antitumorali, come anche le terapie radianti, sono in grado di uccidere le cellule tumorali, purtroppo il tumore può recidivare e, molto spesso, può essere più aggressivo di prima.

Ma com'è, dunque, che la malattia, la quale, frequentemente, sembra annientata, spesso recidiva anche dopo anni dal trattamento e dalla sua scomparsa?

Attualmente, per l'appunto, **i farmaci chemioterapici colpiscono le cellule che si replicano rapidamente, mentre risparmiano di gran lunga le cellule staminali tumorali che sono a riposo -quiescenti- (e che, dunque, non sono in fase replicativa)**, per cui, in futuro, ci si aspetta un drastico cambiamento di rotta nello studio delle terapie antitumorali, in quanto bisognerà, dunque, trovare bersagli molecolari specifici delle cellule staminali tumorali.

Oltretutto le staminali tumorali sono in grado non solo di resistere ai farmaci antitumorali, ma probabilmente hanno meccanismi con cui riescono a portarli fuori dalla membrana delle loro cellule.

Le terapie odierne non sono del tutto capaci di uccidere le cellule staminali tumorali, le quali, non dimentichiamo, sono anche in grado di dar vita alle metastasi a distanza; risulta, dunque, fondamentale conoscerle sempre meglio, per individuarne i punti deboli e poterle attaccare efficacemente e definitivamente.

L'efficace guerra contro il tumore maligno deve, in modo assoluto, **consistere**, dunque, **non solo nel tentare di uccidere le cellule tumorali proliferanti**, **ma** innanzitutto **nel tentare**, precisamente, **di annientare le cellule staminali tumorali** (le quali rappresentano una popolazione esigua a confronto delle cellule proliferative 'figlie') nascoste e protette 'in articolati angoli e vicoli' del tumore medesimo, in quanto, oltre ad essere all'origine della malattia, sono anche le uniche a permettere al tumore di rigenerarsi e di metastatizzare, dovendo, dunque, rappresentare, in tutta evidenza, il vero bersaglio da distruggere a tutti i costi.

Il tumore maligno non dev'essere più visto come un bersaglio fisso, in quanto esso si modifica continuamente, essendo in grado di cambiare la propria composizione cellulare, riuscendo a reagire alle terapie antitumorali, avendo, per giunta, la capacità di acquisire un'eventuale resistenza ad esse.

Le cellule staminali tumorali hanno, chiaramente, in comune con le cellule staminali normali la caratteristica di poter generare, in teoria, un numero illimitato di cellule 'figlie', ma, contrariamente alle staminali normali, sono anche in grado di proliferare al di fuori dei naturali controlli dell'organismo potendosi insediare in altri distretti dando vita a metastasi.

Come su esposto, le cellule staminali tumorali, durante la progressione del cancro, possono variare in numero, fenotipo (con riferimento, in special modo, all'espressione instabile dei marcatori di membrana), funzionalità, e finanche genotipo (pattern di mutazioni del DNA), ma, ancor più sorprendentemente, sembrerebbe, addirittura, che le cellule tumorali non-staminali (dunque, 'figlie') possano avere la capacità, in presenza di opportuni stimoli, di regredire in cellule staminali tumorali, con tutte le ovvie conseguenze complicanti la ricerca di terapie 'anti-staminali tumorali'.

Il comportamento delle cellule staminali tumorali rileva, chiaramente, l'enorme complessità, nell'evidente ivi presenza di una profonda e particolare interconnessione tra loro farmaco-resistenza e farmaco-sensibilità, e loro capacità proliferative, di quiescenza e di colonizzazione metastatica.

Le terapie a bersaglio molecolare, le quali fanno certamente accusare un 'duro colpo' al tumore, sono quasi sempre, inevitabilmente, associate allo sviluppo di farmaco-resistenza, e in molti casi si assiste ad un aumento dell'aggressività del tumore maligno, potendo, questi, rigenerarsi dalle sue cellule staminali, le quali hanno anche l'articolata capacità di poter entrare in uno stato di quiescenza e di riattivarsi anche mesi o anni dopo l'apparente scomparsa della massa tumorale.

I comuni parametri clinico-patologici non sono sempre, sufficientemente, idonei nel predire il reale rischio di metastasi (come anche della relativa aggressività), in quanto essi rilevano solo le caratteristiche dell'intera massa tumorale (ad es. profilo ormonale o livello di proliferazione), invece di osservare anche le cellule staminali tumorali presenti all'interno e che non a caso sono precisamente predittivi dell'aggressività e del potere proliferativo del cancro.

L'obiettivo futuro deve già essere, dunque, quello di riuscire ad eliminare le cellule staminali tumorali, nella chiara evidenza ormai che esse rappresentano un punto cruciale.

Ordunque, **il cancro ha origine da cellule staminali che hanno subito una mutazione cancerogena nel proprio DNA**; a fronte di tale genesi si deve, dunque, aver chiara la linea e la strada da seguire per la diagnosi e la cura del cancro.

Risultando piuttosto improbabile, pensare e/o immaginare, che in un prossimo futuro si possa riuscire a trovare una terapia genetica-molecolare che possa essere in grado di intervenire positivamente sulla mutazione genomica di queste cellule staminali tumorali, o addirittura che possa essere capace di impedirla sin dalle origini, è evidente che gli odierni sforzi, nella ricerca di un'efficace cura (per nulla impossibile, allo stato delle odierne conoscenze scientifiche, nella sua ideazione e creazione), dovrebbero, sostanzialmente, basarsi sullo studio di una terapia molecolare (in teoria funzionale verso ogni tipo di tumore maligno) che riesca, efficacemente, a intervenire sull'ultra dinamico metabolismo e sul 'mantello di invisibilità' che queste cellule staminali tumorali riescono ad acquisire.

*

IL CANCRO -*vademecum*-

Seconda Parte

Manuale pratico

Capitolo 1

La Prevenzione

-**La prevenzione** di qualunque malattia e, dunque, anche del cancro **non può prescindere dal dover <u>seguire una dieta</u>, con il giusto apporto di liquidi, <u>sana ed equilibrata, ricca di cibi dai variegati colori</u>** e che contengano nutrienti diversificati e numerosi antiossidanti; quest'ultimi, in particolare, oltre ad avere svariate azioni benefiche, aiutano le cellule del corpo a mantenersi libere dai radicali liberi, riducendo quindi il rischio di una loro mutazione cancerogena.

Gli antiossidanti sono sostanze in grado di neutralizzare i radicali liberi, ovvero i prodotti di scarto che fisiologicamente si formano all'interno delle cellule dell'organismo quando l'ossigeno viene utilizzato nei processi metabolici per la produzione di energia (ossidazione).

Gli antiossidanti aiutano il sistema immunitario anche nella difesa dai germi, e sono molto importanti per difenderci finanche dai tumori, perché permettono di proteggerci dai summenzionati radicali liberi.

Infatti chi mangia, con una certa regolarità, frutta e verdura si ammala meno di cancro in generale.

E' bene prediligere l'assunzione degli antiossidanti dall'alimentazione, ovvero dalla grande varietà di verdure e frutta che ogni stagione può offrire, difatti con il consumo, diversificato, di una grande varietà di vegetali (cereali integrali, verdure, frutta) si può stare tranquilli di assumere regolarmente, sia qualitativamente sia quantitativamente, i giusti antiossidanti nella formula di migliaia di sostanze che la natura mette a disposizione nei cibi.

Particolare importanza deve rivestire l'assunzione di frutta selvatica, in quanto, **in generale, più il frutto è selvatico e maggiore è il suo contenuto in antiossidanti** (la pianta selvatica, vivendo in condizioni 'ostili', produrrà, naturalmente, maggiori antiossidanti per proteggere, dall'ambiente non favorevole, il proprio frutto).

Si precisa, tuttavia, che diversi studi accademici, effettuati su migliaia di pazienti oncologici, mostrano che **gli antiossidanti possono modificare le cellule tumorali in modo da favorirne l'avanzamento e finanche la**

diffusione metastatica.

Ciò in 'apparente' contraddizione con la diffusa e corretta convinzione scientifica che gli antiossidanti diminuiscano il rischio di cancro neutralizzando i radicali liberi che danneggiano le cellule causando tumori.

I radicali liberi sono in grado di stimolare l'apoptosi, un processo mediante il quale le cellule danneggiate si 'suicidano', anche per evitare di indurre malattie autoimmuni e finanche il danneggiamento del DNA con il rischio di mutazione cancerogena.

Difatti si è ormai sufficientemente certi che **gli antiossidanti, nel malato oncologico, assunti in dosi elevate proteggano dai medesimi radicali liberi anche le cellule tumorali** (i quali ugualmente li temono), **in modo molto simile a quanto fanno con le cellule normali.**

I risultati dei numerosi studi internazionali indicherebbero, dunque, che quando il corpo di un malato oncologico assume un eccesso di antiossidanti le cellule tumorali, ivi presenti, arrivano anch'esse ad avere più antiossidanti rispetto a quelli che producono da sé migliorando, conseguentemente, la loro capacità di far fronte ai danni a cui anch'esse, come le cellule normali, vanno incontro.

L'azione benefica degli antiossidanti, contro i radicali liberi, **non è selettiva**, per cui tale azione si svolge anche nei confronti delle cellule tumorali, **quindi**, **al contrario di quanto comunemente, al riguardo, si pensi, è da ritenersi, tassativamente, vietato l'uso integrativo, nei pazienti oncologici, di antiossidanti.**

E' bene precisare che gli **integratori di antiossidanti non creano assolutamente i tumori, tuttavia ne accelerano la progressione di quelli in atto** (finanche di quelli preesistenti non diagnosticati fino a quel momento), ossia essi impediscono danni al DNA e con ciò ostacolano l'insorgenza dei tumori, **ma una volta che il tumore c'è potrebbero facilitare la progressione dello stesso**, **in quanto anch'esso**, come predetto, **trova giovamento dall'azione degli antiossidanti.**

Ciò significa che quel che per le persone sane è certamente un beneficio potrebbe essere molto pericoloso, invece, nei malati oncologici, difatti l'azione degli antiossidanti, in dosi elevate, contrasterebbe sul 'campo' le uniche molecole interne all'organismo (ovvero i radicali liberi) in grado di arrestare la progressione delle cellule neoplastiche (a fronte di un sistema immunitario, di per sé, e per svariati motivi, già 'incapace', in siffatte circostanze, di contrastarla).

In definitiva, **nella circostanza dei pazienti oncologici è fortemente sconsigliata l'integrazione degli antiossidanti (anche di tipo vitaminico), qualunque essi siano, essendo corretto e benefico** (per quel che al contrario se ne possa comunemente pensare) **lasciare questi radicali liberi circolare 'tranquillamente',** risultando, almeno sotto questo aspetto e unicamente nell'evenienza oncologica, **utili amici nella spietata e complessa lotta al cancro.**

Al contrario, dosi elevate di antiossidanti (anche non necessariamente alte) **potrebbero impedire, nelle cellule neoplastiche, una sufficiente concentrazione di radicali liberi necessari per realizzarvi l'apoptosi e favorirne,** dunque, **la progressione e/o finanche ostacolare l'azione delle terapie antitumorali.**

<u>**Va bene mangiare frutta e verdura, ma il paziente oncologico non deve esagerare con le quantità**</u>.

-**Praticare, con costanza, attività fisica strutturata aiuta** non solo a meglio ossigenare tutti i

24

tessuti e ad avere un apparato cardiocircolatorio più allenato e sano, ma tra i tanti altri benefici, sia sull'umore sia sulle capacità cognitive che neuromuscolari e scheletriche, vi sono anche quelle in seno all'**aumento del processo di detossificazione cellulare da tossine, essendo in grado** (l'attività fisica strutturata e costante), **di indurre anche un ivi efficiente livello metabolico, la cui alterazione è causa di molti mali, tra cui il cancro.**

Chi scrive crede fermamente che **tra i rimedi preventivi quello molto efficace**, unitamente alla dieta sana ed equilibrata, al limitare, il più possibile, lo stress cronico di qualsivoglia natura, e all'eliminazione di ogni fonte di inquinamento e di assunzione di sostanze nocive, **in primis ci sia il <u>praticare una costante attività fisica strutturata, breve, ma moderatamente intensa</u>** (senza esagerazioni di sorta, in quanto ciò può, decisamente, essere controproducente), poiché è in grado di indurre e/o mantenere un'efficienza metabolica e un'efficiente detossificazione nelle strutture dell'organismo sia a livello macroscopico (ovvero di organi e apparati) sia a livello microscopico (ovvero cellulare).

-**<u>Combattere</u>**, efficacemente, <u>un eventuale</u>

25

proprio stato di obesità, difatti è ormai certo nella comunità scientifica internazionale che l'obesità, ovvero il grasso in eccesso, specie nelle zone dove esso si accumula maggiormente, è un importantissimo fattore di rischio per l'insorgenza del cancro.

-**Limitare**, il più possibile, **lo stress cronico di qualsivoglia natura**, **in quanto** l'attività del sistema nervoso centrale è direttamente interconnessa con ogni funzione metabolica dell'intero organismo (più di quanto si possa immaginare) e **una sua cronica alterazione aumenta il rischio anche nei confronti dell'insorgenza del cancro.**

-**Non fumare**, e se proprio **non si riesce a smettere, cercare di fumare il meno possibile, fumando sigarette quanto più 'leggere' sotto ogni punto di vista**.

Il fumatore dovrà eseguire **maggiori controlli cardio-polmonari**, per via dell'evidente aumentato rischio sia nei confronti dell'insorgenza, anche acuta, di malattie cardiovascolari (specie per chi fuma sigarette con alto valore nicotinico) sia anche nei confronti dell'insorgenza del cancro polmonare.

-**Limitare l'esposizione a ogni forma di inquinamento**, e non solo da agenti chimici, cercando di porre in essere un prudente distanziamento da zone e siti che si conosce essere inquinati e inquinanti; **limitarsi e proteggersi**, tra le altre cose, **nell'esposizione alla radiazione solare**.

-**Non esagerare con gli alcolici**.

A nessuno vige il divieto, a meno che non si abbiano importanti patologie gastroenteriche, e/o epatiche, e/o emopoietiche, di poter bere un bicchiere di buon vino a tavola, ma nessuno, in ogni caso, dovrebbe esagerare, specie con i super alcolici, **in quanto aumentano il rischio**, tra le altre cose, **di cancro al cavo orale e all'apparato gastroenterico** (in primis stomaco e fegato).

-**Assumere farmaci sempre e solo dietro attenta e diligente prescrizione medica, tanto più nella previsione di un loro uso cronico**.

Difatti, ad oggi, nessuno può escludere, minimamente, che gli stessi farmaci con cui ci curiamo (anche per le più banali eventualità) non possano non rappresentare, a vario titolo e almeno in una certa misura (tanto più un loro uso cronico e in combinazione tra più di essi, con tutte le possibili interazioni ed effetti nocivi anche a lungo tempo), un ulteriore fattore di rischio nei confronti dell'insorgenza del cancro.

I farmaci sono per lo più creati in laboratorio, ovvero sono frequentemente solo dei prodotti di sintesi, estranei al nostro organismo, per cui massima attenzione e prudenza nel loro uso.

-Per quanto possibile cercare, **di tanto in tanto**, di **disintossicarsi con tisane depurative o altro che, a tal fine, sia idoneo**.

-**Imparare a percepire e rilevare ogni anomalo cambiamento nel proprio corpo**, **di modo che**, nell'eventualità dell'insorgenza della malattia oncologica, **si possa essere in grado di ricevere una diagnosi tempestiva**, con le conseguenti positività che a tale tempestività si possono associare in seno alla prognosi.

-**Andare regolarmente dal proprio medico curante** (e farsi visitare!!!), **dall'odontoiatra** (per un regolare controllo orale) **e**, se si hanno molti nei, una volta l'anno, **da un dermatologo**.

-**Effettuare controlli ematici** con una frequenza che deve variare a seconda dell'età, dell'eventuale presenza di malattie croniche e dello stile di vita, **con eventuali regolari controlli strumentali**, ove eventuali malattie croniche e cattive abitudini lo richiedano.

Dal momento di un'eventuale diagnosi di cancro porre in essere tutti quei comportamenti e quelle azioni come di seguito descritti nella fase per la malattia da cancro.

Un'analisi approfondita a parte dev'essere svolta su quelli che rappresentano altri fattori di rischio all'insorgenza del cancro, come l'essere portatori di determinate malattie croniche, avere una predisposizione genetica allo sviluppo della malattia (per via di numerosi casi di tumore maligno insorti tra i parenti consanguinei, specie se insorti nella loro età giovanile).

Il cancro è tecnicamente una malattia genetica, ma non si può generalmente definire una malattia ereditaria (come, per esempio, nel caso della distrofia muscolare, della talassemia o dell'emofilia, in cui un singolo gene difettoso è sufficiente a causare la malattia e trasmetterla ai figli), esistono però alcune mutazioni ereditate da uno o da entrambi i genitori che, anche se non comportano inevitabilmente la comparsa del cancro, ne aumentano, in diversa misura, il rischio relativo.

Per cui è corretto parlare di predisposizione

genetica allo sviluppo del cancro e non di ereditarietà.

Nel corso della nostra vita le cellule vanno incontro e accumulano spontaneamente delle mutazioni sporadiche nei propri geni (trattasi di errori casuali durante la replicazione del DNA, o mutazioni dovute all'esposizione a fattori di rischio come gli stili di vita poco salutari) e, mentre buona parte di essi non causa problemi, alcune possono originare un tumore maligno, per cui queste mutazioni poiché non sono ereditarie sono dette, dunque, acquisite.

Alcune di queste mutazioni, che sono all'origine di un tumore maligno, possono essere già presenti al momento della nascita, ereditate da uno o da entrambi i genitori; in questo caso tutte le cellule dell'organismo della progenie hanno le stesse anomalie, tuttavia la presenza di queste mutazioni non comporta inevitabilmente la comparsa del cancro, ma ne aumenta, individualmente, il rischio relativo rispetto al rischio di base di chi non le ha.

Per questo, più che di ereditarietà del cancro, **è corretto parlare di predisposizione genetica allo sviluppo della malattia.**

Difatti, se una o più mutazioni cellulari sono già presenti alla nascita basterà un più esiguo numero di successivi danni nel DNA per raggiungere la soglia critica necessaria a far insorgere il processo originante il cancro.

Nelle famiglie in cui si ritrovano queste anomalie genetiche i tumori maligni sono, in tutta evidenza, più frequenti e tendono anche a manifestarsi in età più giovanile.

-**Esistono**, a tal riguardo, **test diagnostici genetici in grado di eseguire un'analisi genetica su multipli geni per valutare**, appunto, **la predetta predisposizione genetica a vari tipi di tumore maligno.**

Questi test, per chi dovesse desiderare svolgerli, debbono però essere, doverosamente, eseguiti solo in centri di genetica accreditati, previo consulto con un genetista, il quale dovrà interpretare attentamente le risultanze, non dimenticando di avere un congruo approccio, anche di tipo psicologico, nei confronti di chi si trovasse di fronte a una positività, dovendo, nel caso, valutare attentamente anche e soprattutto la storia del paziente in ambito di comparsa o meno di tumore maligno nei suoi consanguinei e, ove ritenuto opportuno, indirizzarlo da un medico competente.

Tuttavia, come già argomentato, un'eventuale positività a uno o più geni mutati indica solo una predisposizione genetica allo sviluppo di un particolare tipo di tumore maligno non che esso si presenterà in ogni caso, per cui sarà utile predisporre tutti quei comportamenti atti a ridurre al minimo tale rischio.

Al contrario, una negatività non indicherà che non ci si potrà mai ammalare di un determinato tipo di tumore maligno.

*

Seconda Parte

Manuale pratico

Capitolo 2

La Cura

-Per la guarigione totale, completa e definitiva dal cancro **la chirurgia, in ogni sua forma e tipologia** (vi è anche la chirurgia robotica, molto promettente), **è l'unica via davvero efficace da perseguire sempre** -ove possibile, ovviamente- **e deve necessariamente coadiuvarsi a delle sedute di radioterapia e/o di chemioterapia**, **di modo che si possa**, efficacemente e realisticamente, **tentare, definitivamente, di eliminare microscopicamente, quanto macroscopicamente, con l'intervento chirurgico, si è eliminato della massa tumorale.**

Ma prima una semplice premessa:

le terapie non chirurgiche oggi disponibili e/o comunque praticate comunemente sono:

la **chemioterapia,** la quale consiste nella somministrazione di una o più sostanze capaci di aggredire le cellule che si moltiplicano più rapidamente, quindi, in particolare, quelle maligne, impedendo la moltiplicazione e replicazione cellulare interferendo con i meccanismi legati a questo processo, eliminando le cellule tumorali inducendone la morte (azione citotossica).

Il farmaco può essere somministrato per via orale (in compresse), iniettato in vena o per via intramuscolare, nella colonna spinale, direttamente in un organo o in una cavità organica.

Le cellule tumorali si riproducono molto più rapidamente di quelle normali, per cui l'effetto della chemioterapia si ha innanzitutto sulle cellule maligne, le quali si replicano velocemente, ma ha conseguenze anche su alcuni tipi di cellule sane soggette a rapida replicazione (come quelle dei bulbi piliferi, del sangue e dell'apparato digerente), ecco perché gli effetti collaterali più immediati e di rilievo sono l'anemia, la diarrea, il calo delle difese immunitarie e la perdita dei capelli.

Gli effetti collaterali variano in base al tipo, alla dose, alla modalità di somministrazione e all'individualità del paziente, ma possono essere contrastati, come la nausea e il vomito, da opportuni trattamenti farmacologici complementari.

La chemioterapia, nel caso di tumori molto sensibili ad essa, può eliminare definitivamente il cancro;

può ridurre il volume della massa tumorale prima di un intervento chirurgico così da rendere l'intervento più efficace e meno invasivo;

può prevenire un'eventuale recidiva dopo un intervento chirurgico o la radioterapia, eliminando cellule tumorali che possono essersi dislocate dal tumore e diffuse in altre parti dell'organismo, pur non avendo ancora dato luogo a visibili (con esami radiologici) metastasi;

può prolungare la sopravvivenza o comunque ritardare l'evoluzione della malattia quando essa non può essere eliminata del tutto, perché già diffusasi;

può alleviare i sintomi provocati dalla massa tumorale quando questa non è asportabile chirurgicamente, limitandone anche i sintomi ad essa correlati, e via dicendo.

La **radioterapia** è una terapia fisica che utilizza le radiazioni ionizzanti nella cura dei tumori allo scopo di colpire e distruggere le cellule tumorali, cercando di risparmiare quelle sane.

Le radiazioni sono dirette contro la massa tumorale e danneggiano in particolare le cellule tumorali che in questo modo non riescono più a proliferare; il tumore così trattato non è più in grado di crescere e si riduce progressivamente.

A seconda dei casi, si procede a una radioterapia esterna o interna, ovvero in quella esterna la fonte che emette le radiazioni è esterna al corpo, proprio come in una comune radiografia, in quella interna, invece, si procede dall'interno, tramite sonde o liquidi radioattivi.

Sebbene la radioterapia sia effettuata con una certa precisione, e sebbene gli effetti collaterali siano in genere contenuti, alcune cellule sane, in adiacenza alla zona malata, sono colpite anch'esse dalle radiazioni, tuttavia, rispetto alle cellule tumorali, le cellule sane sanno riparare meglio i danni da radiazioni, con effetti collaterali in genere contenuti.

Tra le tante metodiche all'avanguardia **abbiamo la radioterapia intraoperatoria** (IORT), **da prediligere sempre quando sia possibile effettuarla**, ma è praticata solo in alcuni centri, e consiste, tra le varie opportunità e casistiche, nella somministrazione, in corso di intervento, e a completata asportazione del tumore, di una dose di radioterapia direttamente sul 'letto' tumorale, con il preciso scopo di eliminarne il rischio di infiltrazione cellulare microscopica e, dunque, non visibile.

In alcuni tipi di tumore si usano anche la **terapia ormonale** (utilizzata per il trattamento di alcune forme tumorali ormoni-sensibili, come quello alla mammella o alla prostata), **la terapia con farmaci biologici o a bersaglio molecolare** (in grado di individuare le cellule maligne e favorirne la distruzione), e **l'immunoterapia** (che serve a stimolare il sistema immunitario, il quale dovrà provvedere alla distruzione delle cellule tumorali).

-Ordunque, ritornando alla chirurgia, si deve precisamente osservare che **è assolutamente necessario** e doveroso **affidarsi, sempre, in mani molto competenti ed esperte nel tipo di intervento da effettuarsi, e in centri che**, a tal fine, **siano all'avanguardia in seno alla strumentazione operatoria e post-operatoria**.

In via generica è indifferente scegliere di operarsi nel nord o nel sud Italia, in quanto ciò che conta è solo che chi opera sia competente ed esperto nel tipo di intervento da effettuarsi e che venga eseguito in un centro all'avanguardia (difatti non di rado ve ne sono anche nel sud Italia, anche se è pur vero che molti di più sono i centri altamente specializzati siti nel nord Italia).

E' anche vero che, in linea di massima, il sistema

sanitario nel meridione funziona molto meno efficientemente che nel centro e nel nord Italia, e questo sotto molteplici punti di vista che qui, per non tediare il lettore, se ne risparmia l'argomentazione.

Come anzidetto, ciò che conta davvero nella fattispecie di un intervento oncologico, essendo fondamentale ed essenziale per la buona riuscita del quanto, **è mettersi in mani davvero competenti ed esperte, in centri all'avanguardia nel trattamento dello specifico tumore di Interesse.**

Solo così si potrà ben sperare di operare in efficienza secondo i massimi standard oggi disponibili per quel determinato tipo di neoplasia.

Si precisa che è inutile nella fase in cui si ha già una precisa diagnosi di cancro andare da specialisti che non sono chirurghi, o che anche se sono chirurghi non sono però in grado di eseguire la tipologia di intervento necessaria, in quanto sarebbe una perdita di tempo e di energie, del resto ciò significherebbe doversi rivolgere ulteriormente, e comunque, a chi di competenza, **per cui bisognerà, sin da subito, andare da chi è un chirurgo specialista nella questione in oggetto di modo che si scavalchino fasi**

ulteriormente inutili e si ponga in essere quanto necessario nel modo più tempestivo possibile sia che si debba trattare di intervento chirurgico sia che si debba trattare, unicamente, di terapia radio-chemioterapica.

Queste sono le fasi iniziali ed è molto importante agire con molta celerità e diligenza per poter affrontare il cancro nel modo più precocemente possibile aumentandone, conseguentemente, anche l'esito favorevole.

Attenzione, i problemi (e chi li ha già vissuti sulla propria pelle o su quella di un proprio caro li conosce tutti bene uno a uno) per operare il quanto al meglio, saranno tanti, ovvero le difficoltà (se non si ha la fortuna di risiedere nel posto giusto) nello spostarsi e nel ricercare e trovare un centro all'altezza della situazione con un chirurgo altrettanto all'altezza saranno enormi, e spesso scoraggianti.

Per non parlare della tempistica per mettere in atto tutto ciò, infatti, a fronte dell'estremo bisogno di essere accolti in toto con la massima urgenza, ci si troverà, il più delle volte, a far fronte a delle lunghe liste d'attesa, finanche per fare la prima visita di accesso (strada valicabile, come noto ai più, con l'esborso di denaro, a volte più che esagerato, per visite a pagamento).

Ma non finisce qui, anzi questo è, a dir poco, solo l'inizio.

In caso di esito positivo, per l'esecuzione dell'intervento chirurgico di asportazione della massa tumorale bisognerà, ulteriormente, far fronte anche alle lunghe liste d'attesa ivi inerenti.

Come se non bastasse!

Vi verrà, certamente, detto che i malati oncologici da operare sono tanti, anzi troppi (e questo è verissimo), e che, dunque, anche con la priorità che vi verrà assegnata, in base alla tipologia e sede del vostro cancro, dovrete, necessariamente, aspettare, settimane, e finanche mesi, per operarvi!

Sta di fatto che questa giustificazione perde sostanziale significato nel momento in cui doveste decidere di operarvi a complete spese vostre (sempre che possiate), difatti, in tal caso, vi verrebbe risposto che l'intervento è eseguibile, tempestivamente, anche a distanza di pochissimi giorni.

Queste non sono storielle, ma la realtà che si vive ogni giorno in tutta Italia, e che poveri pazienti subiscono in qualità di vittime di un sistema troppo burocrate e inefficiente.

In alcuni casi potrà accadere anche che a taluno in un determinato centro gli venga detto, a causa di una evidente (ma non assoluta) difficoltà nell'asportare la massa tumorale (per tipo e localizzazione), che non è operabile (o che non è più operabile), mentre, rivolgendosi ad un altro centro, al contrario, potrà sentirsi dire che tale massa è, invece, operabile.

Cosa voglio dire con siffatte affermazioni?

Voglio affermare che le decisioni sull'operabilità di una massa tumorale vengono, generalmente, sì prese collegialmente nell'equipe di riferimento, ma ad avere 'ragione' sarà sempre il primario del reparto medesimo, il quale se decide che non fa per lui, non fa per lui è basta.

Quindi?

E', dunque, necessario, in tali casi, ove se ne intraveda la reale opportunità e necessità, trovare persone particolarmente coraggiose, anche un po' 'eroi' se vogliamo, oltre che estremamente esperte e competenti, e che abbiano davvero a cuore la salute del paziente, e non soggetti che mettano al primo posto solo gli eventuali e personali rischi civili e penali legati a un difficoltoso intervento che se fosse svolto, per l'appunto, a ciò potrebbe esporli.

Non si dimentichi che nei casi in cui la non operabilità derivi esclusivamente dalla maggior esposizione al rischio civile e penale del chirurgo (a parte, ovviamente, i casi in cui un paziente oncologico non è davvero più operabile) l'alternativa, frequentemente, è la morte del paziente, dopo aver provato terapie antitumorali, le quali, molto spesso, da sole sono inutili.

Questo è solo uno dei tanti problemi, forse il più complesso, in quanto non si può, certamente, costringere un chirurgo a fare un intervento che, nelle sue capacità 'credute', idealizzate, od oggettive avrebbe poche chance di riuscita.

Non si dimentichi mai, come su esposto, che **la chirurgia è l'unica efficace via da perseguire sempre** -ove possibile ovviamente-, **ma necessariamente** -altro tassello preziosissimo- **deve coadiuvarsi a delle sedute di radioterapia e/o di chemioterapia.**

Orbene, non vi nascondo l'ulteriore perplessità di come **taluni chirurghi** (e non sono pochi), **non essendo, evidentemente, competenti in materia oncologica** (ma solo in materia di chirurgia), **non di rado, escludono, dopo**

l'effettuato intervento, l'esecuzione di coadiuvanti sedute di radioterapia e/o eventualmente di chemioterapia, al fine di eliminare microscopicamente, quanto macroscopicamente, con l'intervento chirurgico, si è eliminato della massa tumorale, **non avendo**, e parlo con chiarezza senza timore di smentita, **una reale cognizione della biologia di una neoplasia**, in quanto sfugge a taluni di essi, appunto, che quand'anche si riesca a operare una completa e totale asportazione di una massa neoplastica ciò non vuol minimamente significare di essere, per forza di cose, riusciti a eliminare anche le cellule tumorali adiacenti non visibili (che in quanto tali, non avendo ancora dato luogo a una massa macroscopica, non possono essere intercettate dal chirurgo), per non parlare che addirittura alcune cellule tumorali potrebbero già essere microscopicamente dislocatesi in altre parti del corpo.

Per cui, assolutamente, salvo rare eccezioni, **dopo un intervento di asportazione di una massa neoplastica, quand'anche fosse riuscito ottimamente**, previo qualche tempo per dare alle ferite di sanare un po', **bisogna effettuare una congrua e attenta radioterapia locale, se non addirittura anche della chemioterapia**, in quanto solo così il rischio di recidive (con la radioterapia) si abbasserà notevolmente, come anche quello della metastatizzazione (con la chemioterapia).

Certamente, **non si dovrà mai** (salvo rare eccezioni, come predetto) **fare a meno di sedute di radioterapia** (locali), **per ridurre al minimo eventuali recidive loco-regionali, altrimenti probabili.**

Capire come affrontare tutte queste evenienze, le quali purtroppo fanno parte di chi vive la traumatica circostanza di avere un cancro, non potrà che aiutare a dirigere al meglio gli eventi in proprio favore.

Ma nella prassi comune ci sono problemi ancora più inquietanti, che sono ancor più all'origine delle circostanze tutte, e che lasciano oltremodo perplessi su come, pur violando, nella sostanza, i diritti alla salute, costituzionalmente garantiti a ogni cittadino, restino saldamente ancorate a rigide, e non combattute, regole e dettami interni al sistema sanitario nazionale di una tale incongrua portata da lasciare inorriditi.

Difatti, a che serve che un paziente, magari su indicazione del proprio medico di famiglia, o di un consulto specialistico, a seguito di un sospetto di malattia da cancro debba poi aspettare, nella fase diagnostica strumentale, tempi incongrui di attesa per l'esecuzione di esami radiologici (a meno che a fronte di chiarissimi segnali di neoplasia -quando essi vi siano già- il medico prescrittore diligente non disponga -quando si ha la fortuna di incontrarlo-, sin da subito, una richiesta urgente)?

A che serve anche che, una volta eseguiti, pur se precisamente richiesti con l'indicazione del chiaro sospetto di sintomi da malattia da cancro, o addirittura con la sua già conclamata diagnosi e/o con l'urgenza adottata per l'esecuzione, il relativo referto dell'esame radiologico venga, invece, rilasciato, in genere, solo dopo una settimana dall'esecuzione (questi sono i tempi standard di solito)?

A che serve, difatti, **parlare in ambito nazionale, e internazionale, di prevenzione e di diagnosi precoce** del cancro **se poi**, ai fatti, **una volta ricevuta la diagnosi, e finanche la precisa indicazione all'intervento, si assiste,** congiuntamente, **a delle lunghe liste d'attesa per l'esecuzione dello stesso?**

A che serve, dunque, **lasciare che in tal periodo** (che a volte può trattarsi di diverse settimane finanche di qualche mese) **il cancro continui a crescere, a evolversi, e magari**

anche a iniziare a dare metastasi a distanza, per poi tentare di rimuoverlo con l'intervento tardivo (semmai alla data fissata sarà più possibile eseguirlo, si, infatti, nella comune pratica, a volte, capita anche questo, ovvero che la neoplasia, nel frattempo, sia divenuta troppo grande o troppo complicata da operare), **e/o tentare di ridurre con l'eventuale e ancora più tardiva terapia radio-chemioterapica** (si perché anche per questa ci sono discreti tempi di attesa) **ciò che fino a poco prima si è lasciato, lungamente, continuare a crescere del tutto indisturbato?**

Come si può conciliare tutto ciò?

In quale modo il sistema sanitario nazionale vorrebbe dare logica a ciò che, con evidenza, logica non ha e che non potrebbe mai minimamente avere?

Come si può, a fronte dell'evidenza scientifica in materia oncologica, continuare ad adottare simili incongrui protocolli, lasciando al caotico territorio di interesse di attuare regole in materia, non essendo, taluni distretti ASL (specie nel meridione), nemmeno in grado di far fronte a ciò che è routinario figurarsi ciò che esige urgenza?

C'è, dunque, bisogno di cambiare alcune regole in

materia e di 'fissarle' con maggiore precisione, ideando uno specifico canale preferenziale di urgenza, sempre e comunque, per chiunque abbia ricevuto una diagnosi di cancro, **il quale lo si ribadisce** -se operabile- **va operato subito!!! qualunque esso sia, in qualunque organo si trovi!!!**

Con il cancro non si deve minimamente 'scherzare', e nei limiti del possibile (del vero 'possibile'..., non di inutili chiacchiere...) **non gli si deve lasciare neanche un giorno di vita in più del dovuto e del necessario.**

Esso dev'essere visto come il nemico per eccellenza, difatti a parte altri casi acuti (come infarti, aneurismi, e via dicendo), i quali richiedono ancor più urgenza immediata del cancro, **questi, dev'essere posto, nella linea delle urgenze operatorie, subito dopo, senza alcuna eccezione di sorta.**

-Circondarsi, sin dalla diagnosi di cancro, di persone premurose, 'attive' e che, mi si passi l'espressione, 'abbiano le palle' e le capacità per dirimere, al meglio, tutte le difficoltà che bisognerà affrontare di volta in volta, sarà altro passo importante da attuare, difatti il paziente oncologico dev'essere necessariamente accompagnato, in tutto l'iter diagnostico e terapeutico, da persone davvero interessate alla sua salute e capaci del quanto in essere.

Non il paziente oncologico deve combattere per far valere i suoi diritti e nelle sfortunate circostanze sopra menzionate, ma a farlo dovrà essere chi per lui gli sta, e gli deve stare, vicino.

Il malato oncologico è bene si concentri solo sulla propria malattia e sulla propria forza di volontà nell'andare avanti per 'vincerla', il resto sarebbe per lui, oltre che scoraggiante, anche avvilente.

A tal fine, basterà circondarsi anche solo di una o due persone capaci e premurose, e varranno più di dieci inattivi, incapaci e svogliati, soggetti, questi, presenti, purtroppo, come per un'ulteriore disgrazia, nelle sfortunate circostanze, in quasi tutte le famiglie.

-Bisogna evitare, assolutamente, durante la malattia da cancro (e per del tempo anche dopo la sua eventuale scomparsa), **l'integrazione di vitamina B12** ('cianocobalamina'), **come anche l'assunzione di cibi che la contengono massivamente** (ad es. in molti succhi di frutta essa è integrata, ma anche in altri alimenti), **in quanto essa, essendo deputata alla mitosi cellulare, non farebbe altro**

che incentivare anche la duplicazione delle cellule tumorali.

-Allo stesso modo **evitare l'integrazione di antiossidanti** (in quanto questi, come su esposto, nella fase della malattia, sarebbero in grado di aiutare anche le cellule tumorali nel loro ciclo di vita e di duplicazione) **e di qualsivoglia vitamina** (a meno che non si abbia una specifica carenza).

E' anche **inutile**, in tal caso, **per non dire pericoloso, sovraccaricare l'organismo con integratori multivitaminici e multiminerali**, o altro del genere, **a meno che il paziente non sia in uno stato di difficoltà nell'alimentarsi**.

-E' pressoché **inutile**, in generale, **anche tentare di aumentare le difese immunitarie con un'elevata integrazione di qualsivoglia sostanza naturale** (una moderata -ma non elevata- integrazione -tuttavia non con sostanze che siano anche antiossidanti- è possibile effettuarla e può risultare, genericamente, benefica), **in quanto**, in oggetto, non vi è alla base, almeno non necessariamente, una insufficienza del sistema immunitario, ma **il problema origina da una mancata sufficiente risposta specializzata**

da parte degli anticorpi (ovvero, di una mancata sufficiente risposta specializzata da parte delle branche anticorpali del sistema immunitario a ciò deputate), **a fronte di una ultra dinamica e proficua mimetizzazione messa in atto da parte delle cellule tumorali.**

Per cui terapie di integrazione di sostanze naturali a supporto del sistema immunitario, **a meno che non si tratti di una terapia di tipo 'specialistico'**, non possono servire a distruggere le cellule tumorali, in quanto inducono solo un suo generale potenziamento, ma non gli infondono e non gli 'insegnano' la 'specializzazione in essere'.

-**Evitare l'assunzione di cibi contenenti una gran quantità di zuccheri semplici** (ad es. dolci, frutti che contengono troppo fruttosio, o succhi di frutta con zuccheri aggiunti), **in quanto** questi, **trasformandosi, velocemente, in glucosio nel sangue, vengono inglobati voracemente dalle cellule tumorali**, e preferire, dunque, cibi con zuccheri complessi (pasta, pane..., possibilmente integrali).

-E' buona regola, anche se nella malattia, in genere, si perde molto peso, **mangiare il poco che si necessita**, in quanto ogni fonte di energia, in una certa misura, incentiverà la crescita delle cellule tumorali, le quali hanno uno smisurato bisogno di energia, per via del loro metabolismo molto accelerato.

-**Evitare l'assunzione, a meno che non sia altrimenti possibile, di anticoagulanti**, in quanto questi potrebbero aiutare il cancro a crearsi nuovi vasi sanguigni nel proprio circolo di avanzamento.

-**Per quanto potrà essere possibile**, a seconda dei casi specifici, **praticare della regolare, ma prudente, attività fisica strutturata** (breve, ma preferibilmente, moderatamente, intensa).

-**Sarà necessario, in via prudenziale**, nell'eventuale fase sia chirurgica sia di terapia radio-chemioterapica, **non avere presso il proprio domicilio animali domestici, per evitare l'insorgenza di eventuali infezioni**, a seguito dell'indebolimento del sistema immunitario conseguente alle invasive terapie.

-**Nel processo attivo della malattia** (talvolta anche dopo alcune terapie antitumorali), **molto spesso, si dovrà fare uso di un farmaco corticosteroide per le sue proprietà, oltre che antinfiammatorie, anche antiedematose** (ovvero attive contro l'edema che, inevitabilmente, si forma attorno alla massa tumorale), le quali ridurranno la pressione della massa tumorale esercitata sulle zone sane ad essa adiacenti, diminuendo, almeno nelle prime fasi, il dolore a ciò associato.

Particolare attenzione si dovrà fare nel momento in cui si dovesse sospenderlo, in quanto una sua sospensione, non graduale, ma troppo veloce, potrebbe indurre complicanze da parte delle ghiandole surrenali (in cui è prodotto il cortisolo naturale, la cui produzione, durante la somministrazione del farmaco corticosteroide, è stata, in parte, inibita).

La terapia corticosteroide dovrà essere sempre associata alla somministrazione di un gastroprotettore (Lansoprazolo, Omeprazolo, e via dicendo).

-**La circostanza** (purtroppo frequente) **che vi sia del dolore, ad intermittenza o cronico**, dovrà, almeno nelle **prime fasi, essere controllata, con del semplice paracetamolo** (la classica tachipirina).

-**Solo successivamente, in caso di un non più corretto e completo controllo del dolore da cancro**, si potrà prendere in considerazione, di **coadiuvare** (sempre previo consulto specialistico) **il paracetamolo con una terapia oppioide**, a base, a titolo di esempio, di compresse di Fentanil (principio attivo, appunto, fentanil), finanche associato a cerotti transdermici, sempre di Fentanil (il cui dosaggio sia in compresse sia in cerotto, nonché la precisa modalità di apposizione del cerotto, dovranno, precisamente, essere indicati dal medico precrittore).

-**Se**, durante la malattia oncologica, **si accusano sintomi ansioso depressivi** (finanche per l'evidente e costante angoscia che la consapevolezza di averla può produrre, per non parlare dei sintomi dolorosi ad essa legati e/o in conseguenza degli effetti collaterali dovuti alle invasive terapie) **è necessario assumere** (sempre previo specifico consulto specialistico), **ma rigorosamente solo a basso dosaggio, un antidepressivo SSRI**, selettivo sui recettori della serotonina, di modo che non si vada a complicare le circostanze tutte con il deterioramento del proprio umore e della propria energia mentale e, dunque, indebolendo la forza di volontà, la quale, nelle circostanze tutte, si necessita più che mai nel continuare a desiderare, a tutti i costi, di voler vincere la battaglia contro il cancro.

Difatti, l'attività del sistema nervoso centrale può avere un'azione negativa sia sulla genesi stessa del cancro sia nel suo processo di evoluzione, così, allo stesso modo può avere un'azione positiva nella sua prevenzione e/o nella sua guarigione.

Tuttavia nella circostanza di assunzione, a un dosaggio moderato/elevato di antidepressivo (specie se del tipo SSRI) -per una specifica, indipendente e precedente, patologia di base ansioso-depressiva, o depressiva, già in trattamento- associato ad una concomitante assunzione di terapia oppioide per il dolore, si dovrà, necessariamente, ridurre, contestualmente e 'di colpo', il dosaggio dell'antidepressivo portandolo al minimo (non assolutamente bisogna sospenderlo però), e/o ridurre al minimo indispensabile il dosaggio di oppioidi (in quanto, in genere, questi aumentano l'effetto della serotonina nel cervello), per evitare la complicanza (per nulla rara in questi casi) della comparsa di una sindrome serotoninergica, da lieve a moderata, finanche severa.

N.B. Di norma, a seguito della comparsa dei sintomi dell'insorgenza di questa sindrome, quali: aumento considerevole della frequenza cardiaca, brividi, sudorazione, cefalea, dilatazione delle pupille, tremori, spasmi muscolari fino alle convulsioni, riflessi accentuati, agitazione, ipervigilanza, allucinazioni, diarrea, ipertensione arteriosa, ipertermia (febbre che, a seconda della gravità, può salire molto e portare finanche al coma), sarà sufficiente, ma solo in caso di comparsa di sintomi lievi, ridurre, come anzi esposto e se non lo si è già praticato, il dosaggio dell'antidepressivo (specie se SSRI) e, contestualmente, quello dell'oppioide, mentre in caso di comparsa di sintomi non lievi, o di non scomparsa dei sintomi lievi nel giro di poche ore, o peggio di un aggravamento, bisognerà chiamare i sanitari del 118, di modo che, informati per bene, da voi, sulla terapia in atto e sul quanto in essere, possano mettere in atto il protocollo ivi previsto, il quale in genere consiste nella somministrazione di un antiserotoninergico (ovvero la ciproeptadina, la quale altro non è che un antistaminico con capacità, appunto, anche antiserotoninergiche), unitamente ad una benzodiazepina.

Attenzione, perché, purtroppo, molto spesso, sintomi del genere (purtroppo non sempre espressi in modo chiarissimo, specie nelle siffatte circostanze del malato oncologico grave) potranno essere, erroneamente, identificati, dal medico poco competente ed inesperto, come segni di semplice aggravamento della malattia oncologica, mentre di quanto qui esposto, al contrario, potrebbe trattarsi.

*

Seconda Parte

Manuale pratico

Capitolo 3

L'eventuale Fase Terminale

-**Nell'eventualità** che il paziente oncologico **arrivi alla fase terminale della malattia ciò che rimane fondamentale e importante -dal punto di vista medico- è solo il controllo della sofferenza e del dolore sia psichico sia fisico**, null'altro di cui ai precedenti punti, in ordine ai comportamenti promuoventi la guarigione, avrà più alcun senso e, di conseguenza, non dovrà, necessariamente, essere seguito.

-**Al paziente oncologico terminale**, il quale è preferibile rimanga presso il proprio domicilio con i suoi cari (a meno di diversa opportunità o necessità, o che lui stesso non scelga liberamente in diverso modo), **non dovrà essere negato nulla**, dolci, gelati, **e qualsiasi altra cosa possa fargli vivere un momento di 'normalità' non dovrà essergli minimamente negato (difatti negargli qualcosa a che servirebbe?)**, non essendo più in oggetto il perseguimento di una sua eventuale guarigione e, dunque, non si dovranno più tenere in considerazione i comportamenti (e le azioni) promotori di ciò che venga appurato mai più ci potrà essere.

-In questo eventuale stadio l'unica cosa che dev'essere importante **-da parte dei familiari- è dare affetto, conforto e vicinanza**, evitando, nei limiti del possibile e a seconda dei casi, di portare a conoscenza del paziente della sua fine imminente, e ciò per gli ovvi motivi di aggravamento del suo **stato psichico-emozionale, il quale va, al contrario, tutelato da qualsivoglia ulteriore angoscia e preoccupazione**.

-**In caso di sua consapevolezza di essere in un percorso di fine vita bisognerà adottare le opportune cautele del caso**, anche, ed eventualmente, **con il supporto psicoterapeutico, ma** soprattutto, anche in questo caso, **non si dovrà ritenere superfluo somministrare una terapia, <u>rigorosamente</u> a basso dosaggio, di un antidepressivo SSRI** (selettivo sui recettori della serotonina), in quanto potenziatori non solo dell'umore, ma anche della propria capacità di metabolizzare eventi traumatici e di addivenire a un'autoanalisi più coraggiosa nei confronti della paura e dell'angoscia tutta in atto nella consapevolezza di essere in un cammino breve verso la morte.

Difatti, mentre negli ultimi anni, finalmente, non si sta più trascurando di mettere in atto adeguate cure palliative per la sofferenza e il dolore fisico dei malati oncologici terminali, temo, con cognizione di causa, che l'assetto psichico-emozionale dei pazienti oncologici (terminali), e soprattutto di quelli che sono consapevoli della loro imminente morte, sia del tutto trascurato ove si prevedono solo terapie psicologiche, quando l'evidenza clinica tutta indica che non è minimamente sufficiente, da sola, per riuscire a far elaborare, nel paziente, il gravissimo trauma del sapere di stare per morire.

E', dunque, necessario, in tali casi, anche il supporto psichiatrico, il quale dev'essere unicamente volto non a mere diagnosi di qualsivoglia tipo (a meno che non ve ne sia una precisa indicazione), ma a stimolare, chimicamente, con un antidepressivo (del tipo SSRI) l'umore e di conseguenza la capacità propria di elaborare il proprio fine vita.

A tal fine si potranno vedere risultati efficienti, nel senso che tale azione farmacologica indurrà, nel paziente oncologico terminale e 'consapevole' (nelle cui condizioni non si trascuri che, molto probabilmente, le circostanze tutte che il paziente avrà per lungo tempo subite in precedenza avranno ridotto l'assetto serotoninergico, ossia inducendo una 'depressione', da lieve a moderata, eventualmente, associata a sintomi anche ansiosi), un maggior 'coraggio', energia, finanche 'capacità' di elaborazione del trauma (uno fra i tanti aspetti peculiari indotti dal neurotrasmettitore serotonina nel sistema nervoso centrale), e una maggiore serenità di vivere e affrontare la più che devastante situazione in essere.

Si riesca a comprendere, una volta per tutte, che la concezione del 'dolore' non può, come del tutto erroneamente molto spesso accade ancora in queste fattispecie, essere meramente ricondotta solo alla fisicità dei sintomi, in quanto, al contrario, mentre questi, con opportuni farmaci analgesici, possono, fino alla fine, essere adeguatamente trattati, l'angoscia, la paura e lo 'spaventoso e profondissimo' trauma emozionale, conseguenti alla consapevolezza di essere dinnanzi all'imminente proprio fine vita, possono risultare, ai fatti, e specie in alcuni soggetti non particolarmente capaci di elaborazione psico-emotiva, gravissimi sintomi di puro, profondo e ultra devastante dolore, che assai spesso non trovano l'adeguata e conseguente terapia di aiuto sia essa psicologica sia essa soprattutto farmacologica (per l'appunto, l'antidepressivo, del tipo SSRI).

-**In questa fase sarà fondamentale interessare uno specialista in medicina palliativa del dolore con la prescrizione delle terapie a ciò deputate** (in genere, opportunamente, tale presenza è garantita dal sistema sanitario nazionale in ambito territoriale o da associazioni oncologiche), **e di operare, se non si è già provveduto in precedenza, una via venosa permanente (un pic)** di modo che i farmaci da iniettare siano somministrati sempre nell'unico accesso venoso, evitando di 'infastidire', inutilmente, il paziente con continui 'buchi...'.

-**Nella fase molto prossima alla morte**, la quale in questi casi sempre arriva, prima o poi, a fronte della possibilità che la sofferenza e il dolore psico-fisico non siano più controllabili con la sola terapia specifica, **si potrebbe dover giungere a decidere di operare una leggera sedazione terminale, presso il proprio domicilio** (quella profonda, che quasi mai si rende necessaria, può essere attivata solo in ambito ospedaliero), facendosi sempre guidare, costantemente, dall'inizio alla fine, dalla competenza del medico palliativista e del suo assistente infermiere.

-In pratica **la leggera sedazione terminale** presso il proprio domicilio, ove si rendesse necessaria (su decisione del medico palliativista), **consisterà nel dover somministrare un ansiolitico-sedativo Midazolam fiale e.v.** (ovvero Ipnovel fiale da 5 mg/1 ml o da 15 mg /3 ml; alternativamente vi è il Diazepam, sempre e.v., il quale però si assume a un diverso dosaggio):

in genere si inizia con 2,5 mg e.v. (o poco più in caso, in precedenza, si sia fatto un uso cronico di ansiolitici -benzodiazepine-, per cui è bene, nella fattispecie, iniziare valutando efficientemente il dosaggio iniziale) da ripetere ogni 10 minuti, circa, fino al raggiungimento della sedazione sufficiente (titolazione).

Il mantenimento dipende dal dosaggio occorso per l'induzione; a tal riguardo basterà operare, a titolo orientativo, il dosaggio occorso per l'induzione moltiplicato x 6 in infusione continua nelle 24 ore (ad es. se ci sono voluti 5 mg per l'induzione basterà un dosaggio giornaliero nelle 24 ore di 30 mg, per cui si somministreranno circa 1,25 mg a ora, diversamente se ci sono voluti 7,5 mg per l'induzione basteranno 45 mg).

Il dosaggio di soccorso, in caso di necessità (nella

circostanza di risveglio del paziente), sarà circa pari al doppio del dosaggio orario (ovvero alla metà del dosaggio di induzione, il quale se è stato di 5 mg sarà, dunque, di 2,5 mg, mentre se è stato di 7,5 mg sarà, dunque, di circa 3,5-4 mg).

-**Il dosaggio della Morfina fiale e.v.** (farmaco oppioide contro il dolore, fondamentale nella fase terminale) **dev'essere regolarmente mantenuto nelle 24 ore per il controllo del dolore nel paziente anche se sedato con sufficienza**.

-Farmaci da avere, in ogni caso, a portata di mano saranno: **il Buscopan fiale e.v.** (-N-butilbromuro di joscina- il suo effetto collaterale e che assume effetto terapeutico è quello di ridurre il catarro bronchiale e il rantolo, i quali spesso si presentano in questo stadio); **e il Lasix fiale e.v.** (-furosemide-farmaco diuretico utile in caso di ridotta funzionalità renale, evenienza frequente in questi casi).

-Altri farmaci da avere a portata di mano in questa fase, **ma solo eventualmente** (sempre dietro consiglio e prescrizione del medico palliativista), potranno essere: Alloperidolo fiale e.v. (Serenase fiale da 2 o da 5 mg /2 ml o Haldol fiale da 5 mg 1/ml -antipsicotico-), in caso di *delirium terminale;* Clorpromazina fiale e.v. (Largactil fiale 50 mg/2 ml -antipsicotico-), in caso di *delirium terminale;* Fenobarbital fiale e.v. (Luminale fiale da 200 mg/1 ml o Fenobarbital fiale da 100 mg/ml -barbiturico-), in caso di resistenza alla benzodiazepina.

-Salva diversa specifica necessità, relativa a precisi casi, **vanno sospesi tutti i farmaci somministrati per via orale**, anche l'eventuale somministrazione dell'antidepressivo (non è necessario, a questo stadio e con la sedazione terminale, integrarli con altri in somministrazione e.v.), **ad eccezione del cortisone (se in precedenza assunto per via orale)**, il quale (nella sua formulazione e.v. si userà, di norma, **il soldesam -desametasone-**), per le sue summenzionate proprietà, resterà molto importante anche in questa fase, **e del gastroprotettore**, per cui, dunque, si dovrà, in tal caso, somministrarli per via e.v.

Potrebbe anche accadere che il medico palliativista debba, ulteriormente e in diverse occasioni, somministrare il corticosteroide, per la sua capacità di rialzo pressorio, nella circostanza (abbastanza frequente in questo stadio) di un rilevante calo di pressione arteriosa da parte del paziente.

-**Evitare**, nella sedazione terminale, **la somministrazione di quantità considerevoli di liquidi**, e per gli ovvi motivi legati alla conseguente e frequente evenienza di insorgenza di una ridotta funzionalità renale.

-**Avere a disposizione da subito quanto occorre per l'eventuale necessità**, in caso di urgente bisogno, **di dover somministrare ossigeno.**

-**Controllare frequentemente i parametri della pressione arteriosa e della saturazione dell'ossigeno**, nonché **lo stato di coscienza/sofferenza.**

-Il paziente oncologico terminale dev'essere accompagnato al fine vita con estrema premura, diligenza e affetto, dovendosi, in linea generale, trovare più opportuno (a meno che non sia diversamente e altrimenti necessario) che lo stesso venga assistito al proprio domicilio anche in questa eventuale fase, a patto che chi lo assiste abbia imparato, diligentemente, il da farsi, e che sia sempre guidato dal medico palliativista e dal suo assistente infermiere.

Chi assiste il proprio caro, in questo dignitoso e inevitabile percorso, dev'essere pienamente consapevole che ha precisi e gravosi doveri di diligenza, e che, a questo stato, buona parte, se non quasi tutto, dipenderà dalla propria operata prudenza e scrupolosità.

"*Tutti noi nasciamo per un fato incerto ed*

incomprensibile, e tutti noi, di certo, e comprensibilmente, anche moriremo, e la vita stessa, lungi dall'essere del tutta priva di un senso, deve, nell'incanto della conoscenza, insegnarci ciò che pur a noi tutti avverrà".

Accompagnare un proprio caro, con dignità e onore, alla propria e inevitabile morte, è una di quelle cose che rende '*un senso alla vita'*.

Chi scrive ritiene anche, essendo libero da condizionamenti religiosi e/o politici di sorta, che il 'fine vita' debba precisamente essere affrontato con un criterio e una valutazione molto particolari.

Si tenga presente che, in tale evenienza, il paziente oncologico è certamente arrivato in uno stadio della malattia tale che la morte stessa, può assumere, talvolta, una forma e un significato tale da essere e rappresentare, per il medesimo, una mera 'liberazione...'.

Quando la tenacia della sofferenza, e del dolore, diviene invincibile e costantemente incontrollabile, amore, dovere e diligenza non possono che far doverosamente richiamo alla sedazione terminale, unico e ultimo rimedio a cotanta circostanza.

Non si tratta di eutanasia; non si tratta di spegnere la

vita, si tratta, invece, di spegnere la sofferenza e il dolore, evidentemente, altrimenti, divenuti invincibili.

Difatti, nella sedazione terminale, la morte, pur sempre, arriverà da sé.

La sofferenza e il dolore, quando sono incontrollabili e invincibili, costantemente e pesantemente presenti, a fronte di una morte comunque inviolabile e imminente, *'rendono inaccettabile la vita e tenera la morte'*.

Non si osi filosofeggiare le proprie limitatezze su cotanta e infinita complessità, la quale merita, innanzitutto, piena immedesimazione, nonché verità, onestà e intelligenza.

Lungi, in chi scrive, credere all'eutanasia così come, in genere, viene filosofeggiata e comunemente rappresentata, e lungi ancor più nel credere alla necessità che si possa o si debba legiferare in materia (in quanto, in tal caso, non mancherebbero gli abusi di ogni genere); qui si vuol porre solo l'accento su come, diversamente dalle circostanze delle svariate malattie croniche, nelle quali sofferenza e dolore pur non mancano minimamente, in cui, tuttavia -attenzione- la morte non è comunque imminente, nella fattispecie, al contrario, l'elemento principe è proprio

66

l'imminenza della morte, per cui, come già spesso accade 'nei vicoli della quotidianità oncologica' (senza la necessità che vi sia alcuna legge in materia), a fronte di una morte imminente non ha più senso l'accanimento terapeutico (il quale in talune circostanze potrebbe, o dovrebbe -lo si precisa ancora, in talune circostanze-, rappresentare atto crudele di chi -per limiti propri-, indiscriminatamente, lo mette in opera) ma, al contrario, si dovrebbe accompagnare il paziente a una morte -comunque imminente- quanto più possibile serena, anche e soprattutto con l'ausilio della sedazione terminale.

La sedazione terminale, dunque, nel paziente oncologico terminale, di fronte alla sua morte imminente, rappresenta e deve rappresentare, in taluni specifici casi, il necessario percorso affettivo, premuroso e diligente.

*

Seconda Parte

Manuale pratico

Capitolo 4

Conclusioni

Riepilogando,

*__nella prevenzione__ (di cui in narrativa alla Seconda Parte -Manuale pratico- Capitolo 1):

-Seguire una dieta, con il giusto apporto di liquidi, sana ed equilibrata, ricca di cibi dai variegati colori (che contengano nutrienti diversificati e numerosi antiossidanti; quest'ultimi, in particolare, oltre ad avere svariate azioni benefiche, aiutano le cellule del corpo a mantenersi libere dai radicali liberi, riducendo quindi il rischio di una loro mutazione cancerogena).

-Praticare, con costanza, attività fisica strutturata, breve, ma moderatamente intensa.

-Combattere efficacemente un eventuale proprio stato di obesità.

-Limitare, il più possibile, **lo stress cronico di qualsivoglia natura.**

-Non fumare.

-Evitare ogni forma e tipologia di inquinamento;

limitarsi e proteggersi, tra le altre cose, **nell'esposizione alla radiazione solare**.

-**Non esagerare con gli alcolici**.

-**Assumere farmaci sempre e solo dietro attenta e diligente prescrizione medica**, tanto più nella previsione di un loro uso cronico.

-**Per quanto possibile cercare**, di tanto in tanto, **di disintossicarsi** con tisane depurative o altro che, a tal fine, sia idoneo.

-**Imparare a percepire e a rilevare ogni anomalo cambiamento nel proprio corpo, di modo che,** nell'eventualità dell'insorgenza della malattia oncologica, **si possa essere in grado di ricevere una diagnosi tempestiva.**

-**Andare più regolarmente dal proprio medico curante** (e farsi visitare!!!), **dall'odontoiatra** (per un regolare controllo orale), **e**, se si hanno molti nei, una volta l'anno, **da un dermatologo**.

-**Effettuare controlli ematici con una frequenza** che deve variare a seconda dell'età, dell'eventuale presenza di malattie croniche e dello stile di vita, **con eventuali regolari controlli strumentali**, ove eventuali malattie croniche e cattive abitudini lo richiedano.

-**Ove, tra i propri consanguinei, vi siano stati diversi casi di insorgenza di tumore maligno** (soprattutto se alcuni siano insorti in età giovanile) **non sarebbe per nulla inopportuno, in via del tutto preventiva, eseguire dei test diagnostici genetici** (di cui vi è cenno e modalità in narrativa), in grado di valutare se vi sia una predisposizione genetica verso alcuni tipi di tumore maligno.

-**Dal momento di un'eventuale diagnosi di cancro porre in essere tutti quei comportamenti e azioni** come, nella presente narrativa, **descritti per la fase della malattia da cancro.**

*

***Nella malattia da cancro**_ (di cui in narrativa alla Seconda Parte -Manuale pratico- Capitolo 2):

-**La chirurgia è l'unica via davvero efficace da perseguire sempre -ove possibile**, ovviamente- **e deve necessariamente coadiuvarsi a delle sedute di radioterapia e/o di chemioterapia** (di modo che si possa efficacemente tentare di eliminare microscopicamente, quanto macroscopicamente, con l'intervento chirurgico, si è eliminato della massa tumorale).

-**E' bene affidarsi in mani molto competenti ed esperte nel tipo di intervento da effettuarsi, e in centri** che, a tal fine, siano **all'avanguardia in seno alla strumentazione operatoria e post-operatoria**.

-**Evitare, assolutamente, durante la malattia da cancro** (e per del tempo anche dopo la sua eventuale scomparsa) **l'integrazione di vitamina B12** ('cianocobalamina') come anche l'assunzione di cibi che la contengono massivamente (in quanto essa, essendo deputata alla mitosi cellulare, non farebbe altro che incentivare anche la duplicazione delle cellule tumorali).

-**Allo stesso modo, evitare l'integrazione di antiossidanti** (in quanto questi, nella fase della malattia, sarebbero in grado di aiutare anche le cellule tumorali nel loro ciclo di vita e di duplicazione) **e di qualsivoglia vitamina** (a meno che non si abbia una specifica carenza).

-**Evitare l'assunzione di cibi contenenti una gran quantità di zuccheri semplici** (ad es. dolci, frutti che contengono troppo fruttosio, o succhi di frutta con zuccheri aggiunti), in quanto questi, trasformandosi, velocemente, in glucosio nel sangue, vengono inglobati voracemente dalle cellule tumorali, e preferire, dunque, cibi con zuccheri complessi (pasta, pane..., preferibilmente integrali).

-**E' buona regola** (anche se nella malattia, in genere, si perde molto peso) **mangiare il poco che si necessita**, in quanto ogni fonte di energia, in una certa misura, incentiverà la crescita delle cellule tumorali, le quali hanno uno smisurato bisogno di energia.

-**Evitare l'assunzione, a meno che non sia altrimenti possibile, di anticoagulanti** (in quanto questi potrebbero aiutare il cancro a crearsi nuovi vasi sanguigni nel proprio circolo di avanzamento)

-**Per quanto potrà essere possibile**, a seconda dei casi specifici, **praticare della regolare, ma prudente, attività fisica strutturata (breve, ma**, preferibilmente, **moderatamente intensa).**

-**Sarà necessario, in via prudenziale**, nell'eventuale fase sia chirurgica sia di terapia radio-chemioterapica, **non avere presso il proprio domicilio animali domestici** (per evitare l'insorgenza di eventuali infezioni, a seguito dell'indebolimento del sistema immunitario conseguente alle invasive terapie).

-**Nel processo attivo della malattia** (talvolta anche dopo alcune terapie antitumorali), molto spesso, **si dovrà fare**

uso di un farmaco corticosteroide, per le sue proprietà, oltre che antinfiammatorie, anche antiedematose, le quali ridurranno la pressione della massa tumorale esercitata sulle zone sane ad essa adiacenti, diminuendo, almeno nelle prime fasi, il dolore a ciò associato.

La terapia corticosteroide dovrà essere sempre associata alla somministrazione di un gastroprotettore (Lansoprazolo, Omeprazolo, e via dicendo).

(Attenzione, l'eventuale sospensione del corticosteroide dovrà essere eseguita in modo graduale).

-**La circostanza** (purtroppo frequente) che vi sia **del dolore, ad intermittenza o cronico, dovrà, almeno nelle prime fasi, essere controllata, con del semplice paracetamolo** (la classica tachipirina).

-**Solo successivamente**, **in caso di un non più corretto e completo controllo del dolore da cancro**, si potrà prendere in considerazione, di **coadiuvare** (sempre previo consulto specialistico) **il paracetamolo con una terapia oppioide** (a base, a titolo di esempio, di compresse di Fentanil -principio attivo, appunto, fentanil-, finanche associato a cerotti transdermici, sempre di Fentanil -il cui dosaggio sia in compresse sia in cerotto, nonché la precisa modalità di apposizione del cerotto, dovranno, precisamente, essere indicati dal medico precrittore-).

-**Se**, durante la malattia oncologica, **si accusano sintomi ansioso depressivi** (finanche per l'evidente e costante angoscia che la consapevolezza di averla può produrre, per non parlare dei sintomi dolorosi ad essa legati e/o in conseguenza degli effetti collaterali dovuti alle invasive terapie) **è necessario assumere** (sempre previo specifico consulto specialistico), **ma rigorosamente solo a basso dosaggio**, **un antidepressivo SSRI**, selettivo sui recettori della serotonina, di modo che non si vada a complicare le circostanze tutte con il deterioramento del proprio umore e della propria energia mentale e, dunque, indebolendo la forza di volontà, la quale, nelle circostanze tutte, si necessita più che mai nel continuare a desiderare, a tutti i costi, di voler vincere la battaglia contro il cancro.

(Difatti, l'attività del sistema nervoso centrale può avere un'azione negativa sia sulla genesi stessa del cancro sia nel suo processo di evoluzione, così, allo stesso modo può avere un'azione positiva nella sua prevenzione e/o nella sua guarigione).

N.B. Tuttavia nella circostanza di assunzione, a un dosaggio moderato/elevato di antidepressivo (specie se del tipo

SSRI) -per una specifica, indipendente e precedente patologia di base ansioso-depressiva, o depressiva, già in trattamento-associato ad una concomitante assunzione di terapia oppioide per il dolore, si dovrà, necessariamente, ridurre, contestualmente e 'di colpo', il dosaggio dell'antidepressivo portandolo al minimo (non bisogna assolutamente sospenderlo però), e/o ridurre al minimo indispensabile il dosaggio di oppioidi (in quanto, in genere, questi aumentano l'effetto della serotonina nel cervello), per **evitare la complicanza** (per nulla rara in questi casi) **della comparsa di una sindrome serotoninergica**, da lieve a moderata, finanche severa, di cui si è argomentato in narrativa.

*

*<u>**Nell'eventuale fase terminale**</u> (di cui in narrativa alla Seconda Parte -Manuale pratico- Capitolo 3):

-Nell'eventualità che il paziente oncologico arrivi alla fase terminale della malattia **ciò che rimane fondamentale, e importante -dal punto di vista medico-, è solo il controllo della sofferenza e del dolore sia psichico sia fisico** (null'altro, di cui ai precedenti punti, in ordine ai comportamenti promuoventi la guarigione, avrà più alcun senso e, di conseguenza, non dovrà necessariamente essere seguito).

-**Al paziente terminale, il quale è preferibile rimanga presso il proprio domicilio con i suoi cari** (a meno di diversa opportunità o necessità, o che lui stesso non scelga liberamente in diverso modo), **non dovrà essere negato nulla**, dolci, gelati, e **qualsiasi altra cosa possa fargli vivere un momento di 'normalità' non dovrà essergli minimamente negato (difatti negargli qualcosa a che servirebbe?)**, non essendo più in oggetto il perseguimento di una sua eventuale guarigione e, dunque, **non si dovranno più tenere in considerazione i comportamenti (e le azioni) promotori** di ciò che venga appurato mai più ci potrà essere.

-In questo eventuale stadio **l'unica cosa che dev'essere importante -da parte dei familiari- è dare affetto, conforto e vicinanza, evitando**, nei limiti del possibile e a seconda dei casi, **di portare a conoscenza del paziente della sua fine imminente** (e ciò per gli ovvi motivi di aggravamento del suo stato psichico-emozionale, il quale va, al contrario, tutelato da qualsivoglia ulteriore angoscia e preoccupazione).

-**In caso di sua consapevolezza di essere in un percorso di fine vita** bisognerà adottare le opportune cautele del caso, anche, ed eventualmente, **con il supporto psicoterapeutico, ma soprattutto,** anche in questo caso, **non si dovrà ritenere superfluo somministrare una terapia, rigorosamente a basso dosaggio, di un antidepressivo SSRI.**

-**In questa fase sarà fondamentale interessare uno specialista in medicina palliativa del dolore con la prescrizione delle terapie a ciò deputate** (in genere tale presenza è, opportunamente, garantita dal sistema sanitario nazionale in ambito territoriale o da associazioni oncologiche) **e di operare**, se non si è già provveduto in precedenza, **una via venosa permanente (un pic)**, di modo che i farmaci da iniettare siano somministrati sempre nell'unico accesso venoso, evitando di 'infastidire', inutilmente, il paziente con continui 'buchi...'.

-**Nella fase molto prossima alla morte**, la quale in questi casi sempre arriva, prima o poi, **si potrebbe dover giungere a decidere di operare una leggera sedazione terminale, presso il proprio domicilio** (quella profonda, che quasi mai si rende necessaria, può essere attivata solo in ambito ospedaliero), facendosi guidare costantemente dalla competenza del medico palliativista e del suo assistente infermiere.

N.B. In pratica la leggera sedazione terminale presso il proprio domicilio, ove si rendesse necessaria (su decisione del medico palliativista) consisterà nel dover somministrare un ansiolitico-sedativo Midazolam fiale e.v. (ovvero Ipnovel fiale da 5 mg/1 ml o da 15 mg /3 ml; alternativamente vi è il Diazepam, sempre e.v., il quale però si assume a un diverso dosaggio):

in genere si inizia con 2,5 mg e.v. (o poco più in caso, in precedenza, si è fatto un uso cronico di ansiolitici -benzodiazepine-, per cui è bene, nella fattispecie, iniziare valutando efficientemente il dosaggio iniziale) da ripetere ogni 10 minuti circa fino al raggiungimento della sedazione sufficiente (titolazione).

Il mantenimento dipende dal dosaggio occorso per l'induzione; a tal riguardo basterà operare, a titolo orientativo, il dosaggio occorso per l'induzione moltiplicato x 6 in infusione continua nelle 24 ore (ad es. se ci sono voluti 5 mg per l'induzione basterà un dosaggio giornaliero nelle 24 ore di 30 mg, per cui si somministreranno circa 1,25 mg a ora, diversamente se ci sono voluti 7,5 mg per l'induzione basteranno 45 mg).

Il dosaggio di soccorso, in caso di necessità, sarà circa pari al doppio del dosaggio orario (ovvero alla metà del dosaggio di induzione, il quale se è stato di 5 mg sarà, dunque, di 2,5 mg, mentre se è stato di 7,5 mg sarà, dunque, di circa 3,5-4 mg).

-Il dosaggio della Morfina fiale e.v. (farmaco

oppioide contro il dolore, fondamentale nella fase terminale) **dev'essere regolarmente mantenuto nelle 24 ore** per il controllo del dolore nel paziente anche se sedato con sufficienza.

-**Farmaci da avere**, in ogni caso, **a portata di mano saranno: il Buscopan fiale e.v.** (-N-butilbromuro di joscina- il suo effetto collaterale e che assume effetto terapeutico è quello di ridurre il catarro bronchiale e il rantolo, i quali spesso si presentano in questo stadio); **e il Lasix fiale e.v.** (-furosemide- farmaco diuretico utile in caso di ridotta funzionalità renale, evenienza frequente in questi casi).

-Salva diversa specifica necessità, relativa a precisi casi, **vanno sospesi tutti i farmaci somministrati per via orale** (non è necessario, a questo stadio e con la sedazione terminale, integrarli con altri in somministrazione e.v.) **ad eccezione del cortisone** (se in precedenza assunto per via orale), il quale (nella sua formulazione e.v. si userà, di norma, **il soldesam -desametasone-**), per le sue summenzionate proprietà, resterà molto importante anche in questa fase, **e del gastroprotettore**, per cui, dunque, si dovrà, in tal caso, somministrarli per via e.v.

Potrebbe anche accadere che il medico palliativista

debba, ulteriormente e in diverse occasioni, somministrare il corticosteroide, per la sua capacità di rialzo pressorio, nella circostanza (abbastanza frequente in questo stadio) di un rilevante calo della pressione arteriosa da parte del paziente.

-**Evitare**, nella sedazione terminale, **la somministrazione di quantità considerevoli di liquidi** (per gli ovvi motivi legati alla conseguente e frequente evenienza di insorgenza di una ridotta funzionalità renale).

-**Avere a disposizione da subito quanto occorre per l'eventuale necessità**, in caso di urgente bisogno, **di dover somministrare ossigeno**.

-**Controllare**, frequentemente, **i parametri della pressione arteriosa e della saturazione dell'ossigeno, nonché lo stato di coscienza/sofferenza** del paziente.

*

"*Il cancro è uno spietato assassino, ma non di rado a uccidere è l'aberrante inefficienza del sistema unita alla frequente negligenza medica*".

"*Conoscenza delle cose è libertà, perfino dai propri limiti; essa è una pianta sempre verde, sempre in crescita, e che sempre si irrobustisce*".

Stefano Ligorio

Indice

Informazioni sull'Autore:

Stefano Ligorio è autodidatta, per passione, da oltre vent'anni in materie medico-scientifiche e medico-legali, nonché, da circa dieci anni, in materie legali, e vive in Ceglie Messapica, nella provincia di Brindisi.

N.B. La presente opera è studiata, unicamente, per dare utili informazioni e pratiche indicazioni a riguardo della malattia in esame, tuttavia in nessun modo -come ampiamente e ripetutamente già esposto in narrativa- potranno sostituirsi alla competenza del medico diligente, al quale si deve, tassativamente, fare riferimento.

Precedente sua opera: *"La Strana Malattia"*.